Springer-Verlag Berlin Heidelberg GmbH

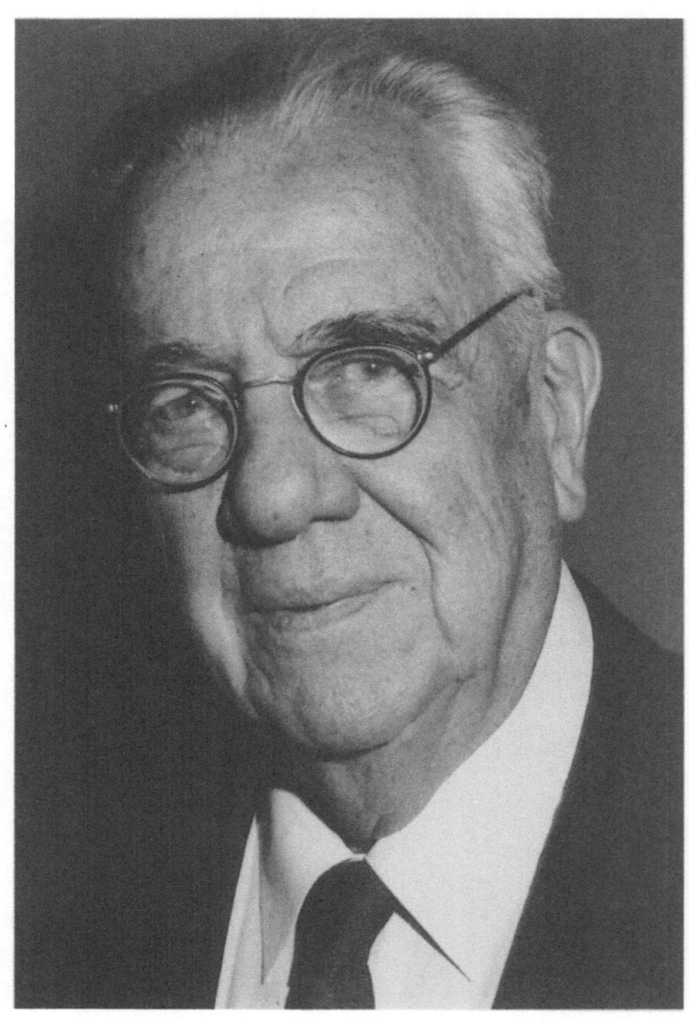

Wilhelm Doerr
em. Direktor des Pathologischen Institutes
der Universität Heidelberg
1963–1983

In memoriam

WILHELM DOERR

Akademische Gedenkfeier
für Wilhelm Doerr (1914–1996)
am 26. April 1997
in der Alten Aula
der Universität Heidelberg

Herausgegeben von
Herwart F. Otto

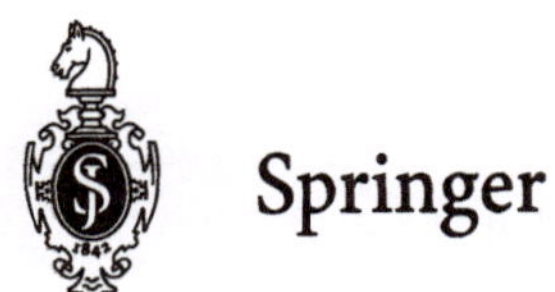
Springer

Musikalische Einstimmung
Johann Sebastian Bach: Prelude – Allemande –
Sarabande aus der Suite für Violoncello
Solo Nr. 2, d-moll, BWV 1008

Franz Amann
Konzertmeister und Erster Solocellist des
Bayerischen Staatsorchesters München

Frontispiz: Photo von Wilhelm Doerr von Dipl-Photogr.
H. Derks, Pathologisches Institut der Universität Heidelberg

ISBN 978-3-662-42893-1   ISBN 978-3-662-43180-1 (eBook)
DOI 10.1007/978-3-662-43180-1

Satz: K + V Fotosatz GmbH, Beerfelden

Inhalt

Adressen

Herausgeber
Professor Dr. med. Dr. h.c. Herwart F. Otto
Direktor des Pathologischen Instituts
der Universität Heidelberg
Im Neuenheimer Feld 220/221
69120 Heidelberg

Grußworte
Professor Dr. med. Ernst G. Jung
Prorektor der Universität Heidelberg
Direktor der Hautklinik, Klinikum Mannheim, Fakultät für
Klinische Medizin Mannheim der Universität Heidelberg
Theodor-Kutzer-Ufer
68167 Mannheim

Professor Dr. theol. Gottfried Seebaß
Präsident der Heidelberger Akademie der Wissenschaften
Karlstraße 4
69117 Heidelberg

Professor Dr. med. Dr. h.c. Hans-Günther Sonntag
Dekan der Medizinischen Fakultät
der Universität Heidelberg
Direktor des Hygiene-Instituts der Universität Heidelberg
Im Neuenheimer Feld 324
69120 Heidelberg

Professor Dr. med. Philipp U. Heitz
Vorsitzender der Deutschen Gesellschaft für Pathologie
Direktor des Pathologischen Instituts
der Universität Zürich
Schmelzberg Straße 12
CH-8091 Zürich

Weitere Beiträge
Dr. phil. Dr. med. h.c. mult. FRCPath (Hon) Heinz Götze
Mitinhaber des Springer-Verlages
Tiergartenstraße 17
69121 Heidelberg

Professor Dr. med. Volker Becker
em. Direktor des Pathologischen Instituts
der Universität Erlangen
Krankenhausstraße 8–10
91054 Erlangen

Professor Dr. med. Karl zum Winkel
em. Direktor der Radiologischen Klinik
der Universität Heidelberg
Im Neuenheimer Feld 400
69120 Heidelberg

Professor Dr. med. Peter Möller
Direktor des Instituts für Pathologie
der Universität Ulm
Albert-Einstein-Allee 11
89081 Ulm

Grußwort des Rektorates der Universität Heidelberg

ERNST G. JUNG

Ich begrüße Sie, meine Damen und Herren, im Namen unseres Rektors Peter Ulmer. Ich danke, daß Sie sich im Herzen unserer Universität, der Alten Aula, eingefunden haben im Gedenken an unseren Kollegen Wilhelm Doerr.

Monate, ja Jahre, vor seinem Ableben erzählte er von seinem Aneurysma der absteigenden Hauptschlagader; er erzählte immer wieder und immer etwas anders. Er nannte das Aneurysma sein Stundenglas, welches ihm die Zeit mißt, zugemessen hatte. Er erzählte, daß er die Emotionen, den Blutdruck, zügle und sich sanft zu setzen pflege. Er suchte nicht unser Mitleid mit diesen Worten, vielmehr wandte er sich an sein Aneurysma, hielt Zwiesprache und beschwichtigte auch – beide.

Und am 11. Mai 1996 geschah es anläßlich der Feier zum 60. Geburtstag seines Schülers Gerhard Bräunig. Es ereilte ihn die Ruptur des Aneurysmas aufrecht und ruhig stehend. Es kann nur die Emotion von Geist und Gefühl gewesen sein, versichern die Dabeigewesenen. Noch einmal benannte er sein Aneurysma und sank in die Arme seiner Schüler. Nach zehn Tagen verließen die Kräfte seinen Körper, bis er am 21. Mai 1996 im Alter von 81 Jahren verstarb.

Die immediate Trauer, die Belastung und die vordergründigen Verpflichtungen haben sich gelegt. Rücksinnen, Dankbarkeit, Anerkennung und Wertschätzung umfangen uns und wir sind jetzt zusammengekommen zur Akademischen Gedenkstunde.

Wilhelm Doerr war ein Mann der Universität Heidelberg. Hier hatte er studiert, promoviert, habilitiert, und nach einigen Jahren in Berlin und Kiel, 1963 den Lehrstuhl für Allgemeine Pathologie und Pathologische Anatomie übernommen. Er hat viel für unsere Universität getan. Kaum war er hier, ist von Heidelberg aus der Bildungsnotstand proklamiert und suggeriert worden. Es galt, an seinem Forschungsanliegen festzuhalten, daß die Morphologie funktionelle Abläufe zeichne, und es galt, dies seinen Studenten in der Lehre zu vermitteln. Seine Studenten dankten ihm dies, wenn sie auch morgens um 7.00 Uhr seine Vorlesung besuchten und sich der Faszination seiner Rede und seiner Demonstration hingaben. Er war überzeugt, daß das Persönliche an der Medizinausbildung das Essentielle ist und daß man, um mehr Mediziner auszubilden, neue Ausbildungsstätten braucht. Engagiert hat er sich um solche in Mannheim, Lübeck und Ulm eingesetzt, die Gründungen mitgestaltet und deren Gedeihen kritisch begleitet. Alle drei Universitäten haben ihm das Engagement durch Ehrenpromotionen gedankt. Viele von Ihnen waren dabei, als am 7. November 1979 im Rittersaal des Mannheimer Schlosses der Anfang gemacht wurde.

Zu Beginn der 70er Jahre hat er wiederum in die Studienreform der Medizin eingegriffen, im „Odenwälder-Kreis" mitgewirkt und erreicht, daß die Erweiterung um soziale und arbeitsmedizinische Aspekte nicht zur Beeinträchtigung der naturwissenschaftlichen Basis unserer Ausbildung führt.

Nach seiner Emeritierung 1983 hat er sich unserer Universität für die 600-Jahr-Feier zur Verfügung gestellt, die 1986 stattfand. Er hat die sechsbändige Festschrift „Ruperto Carola" als verantwortlicher Herausgeber konzipiert und fristgerecht dargeboten: Ein großer Wurf mit nachhaltiger Wirkung! Dem Jubiläumsrektorat des Physikers Gisbert Freiherr zu Putlitz war er vielfältig zugetan und besonders verbunden durch seinen wohl feinfühligsten Schüler Uwe Bleyl als Prorektor.

Wilhelm Doerr hat über drei Jahrzehnte maßgeblich an der Gestaltung seiner Universität Heidelberg mitgewirkt. Wir sind ihm dafür sehr dankbar und bewahren die Person Wilhelm Doerr und sein Wirken in uns.

Grußwort des Präsidenten der Heidelberger Akademie der Wissenschaften

GOTTFRIED SEEBASS

Herr Prorektor,
Spectabilis,
verehrte Kolleginnen und Kollegen,
meine Damen und Herren,
und vor allem: sehr verehrte, liebe Frau Doerr

Die Heidelberger Akademie der Wissenschaften hat in Wilhelm Doerr eines ihrer herausragenden und sie prägenden Glieder verloren. Für mich selbst war der berühmte Pathologe, als ich 1978 nach Heidelberg kam und in die Kommission zur Vorbereitung der Festschrift für die 600-Jahr-Feier unserer Universität berufen wurde, einer der Kollegen, in denen mir ein Stück der alten Heidelberger Universität aus der Zeit vor den studentischen Unruhen fast ungebrochen bewahrt zu sein schien. Und ich könnte wohl von dem bleibenden Eindruck sprechen, den ich damals und in den folgenden Jahren von ihm empfangen habe. Ich denke aber, ich brauche im Blick auf die vielfältigen Aspekte und Facetten, unter denen uns Wilhelm Doerr in den folgenden Reden wohl sehr lebendig entgegentreten wird, weder ein persönlich gefärbtes Porträt zu zeichnen, noch – was mir auch nicht zukäme – seine wissenschaftlichen Leistungen zu würdigen. Hingegen ist es mir eine liebe Pflicht, an dieser Stelle den Dank der Heidelberger Akademie der Wissenschaften für all das auszusprechen, was sie an und was sie von Wilhelm Doerr gehabt hat.

Als Wilhelm Doerr 1966 zum Mitglied unserer Akademie gewählt wurde, hat er darin – und so ist ja die Wahl in die Akademie stets zu verstehen – nicht in erster Linie eine ihm zuteilgewordene Ehrung gesehen, sondern es als die Möglichkeit zu intensiver Mitarbeit und Gestaltung verstanden. Über seine vielfältigen Vorträge hinaus begründete er 1977 im Rahmen der mathematisch-naturwissenschaftlichen Klasse eine Kommission für „Theoretische Pathologie".

Diese Kommission widmet sich seitdem der historischen, zeitgemäßen und in die Zukunft weisenden Klärung biologisch und medizinisch grundlegender Begriffe. Sie entspricht eben damit in besonderer Weise dem Grundgedanken der Akademien der Wissenschaften, denen es bei ihren Zusammenkünften und Symposien stets in erster Linie um die Zusammenführung unterschiedlichster Disziplinen im Blick auf wissenschaftlich und gesellschaftlich anstehende Probleme geht. Demgemäß zeigt die „Blaue Reihe", in der die Publikationen dieser Kommission erscheinen, die gerade auch für das gesamte wissenschaftliche Oeuvre von Wilhelm Doerr typische Verbindung von empirisch-analytischer Fragestellung mit der nach der Geschichte der Wissenschaften, ihrem gegenwärtigen Stand und ihren zukünftigen Aufgaben.

Schon nach zweijähriger Mitgliedschaft übertrug die mathematisch-naturwissenschaftliche Klasse Wilhelm Doerr für die Jahre von 1968 bis 1972 das Amt des Klassensekretars. Etwa gleichzeitig übernahm er es, als Landesbaubeauftragter der Akademie die Restaurierung des schönen Palais am Karlsplatz zu betreuen. Er hat für diese Restaurierung, wo immer es möglich war, in großem Umfang Mittel von dritter Seite eingeworben und darüber hinaus in dem ihn auszeichnenden und heute seltener gewordenen Mäzenatentum dafür auch selbst erhebliche Summen beigesteuert. Ihm verdanken wir also zu einem guten Teil die uns selbst und die Besucher unseres Hauses immer wieder erfreuende gelungene Verbindung von historischer Treue und Funktionalität, in der wir das Haus und seine beiden Hofgebäude heute nutzen können. Der Name von Wilhelm Doerr ist darum mit gutem Recht auf der lateinischen Inschrift in der Eingangshalle der Akademie erwähnt, die an diese Restauration erinnert.

Es war dann wohl auch die Anerkennung der als Sekretar geleisteten Arbeit, wenn die Akademie Wilhelm Doerr für die sich direkt anschließenden Jahre von 1972 bis 1974 das Amt des Präsidenten übertrug. In diesem Amt hat Wilhelm Doerr die grundlegende Neuordnung der Satzung unserer Akademie betrieben. Er hat darüber hinaus die Notwendigkeit einer engeren Zusammenarbeit der deutschen Akademien der Wissenschaften erkannt und die Begründung ihrer Konferenz im Jahr 1973 gefördert. Gleichzeitig stiftete er unserer Akademie und allen ihren künftigen Mitgliedern ein bleibendes Andenken mit einer bronzenen Akademie-Medaille. Sie zeigt auf ihrer Vorderseite den Kopf der Athena-Statue des griechischen Bildhauers Myron – seit 1909 das Signet der Veröffentlichungen unserer Akademie – und auf der Rückseite das an die kurpfälzische Akademie des 18. Jahrhunderts und ihre Neugründung im Jahr 1909 erinnernde Siegel, das unsere Akademie seit 1967 führt. Als er diese Medaille, die ihm später für seine Verdienste in Gold verliehen wurde, 1973 vorstellte, wollte Wil-

helm Doerr als ihr Stifter nicht genannt werden. Ich halte
es aber für angemessen, ihm dafür heute in der ihn ehren-
den akademischen Gedenkfeier in aller Öffentlichkeit den
Dank posthum auszusprechen. In gewisser Weise bleiben
also in dieser Medaille Andenken und Erinnerung an all
das präsent, was Wilhelm Doerr in unsere Akademie an intensiver Forschung, fächerübergreifender Systematisierung
und gesellig-gelehrtem Austausch eingebracht hat. Ich kann
diese kurze, dankbare Erinnerung an ihn nicht schließen,
ohne die beiden Sprachen zu benutzen, die Wilhelm Doerr
lieb waren und die ihm jederzeit zitierfähig zu Gebote stan-
den. Daß ich dazu ein Wort aus dem Neuen Testament
wähle, werden Sie dem Kirchenhistoriker freundlich nach-
sehen. Es handelt sich um den Vers (13) aus dem 14. Kapi-
tel der Offenbarung des Johannes, der lautet:

Μακάριοι οἱ νεκροί οἱ ἐν κυρίῳ ἀποθνῄσκοντεσ ἀπ ἄρτι. Ναι,
λέγει τὸ πνεῦμα, ἵνα ἀναπαη΄σονται ἐκ τῶν κόπων αὐτῶν, τὰ
γὰρ ἔργα αὐτῶν ἀκολουθεῖ μετ αὐτῶν.

Die Vulgata hat das ins Lateinische mit den Worten über-
tragen:

Beati mortui, qui in Domino moriuntur amodo; iam dicitur Spiri-
tus ut requiescant a laboribus suis, opera enim illorum sequuntur
illos.
Selig sind die Toten, die in dem Herrn sterben von nun an. Ja,
spricht der Geist, sie sollen ruhen von ihrer Mühsal; denn ihre
Werke folgen ihnen nach.

Grußwort des Dekans der Medizinischen Fakultät der Universität Heidelberg

HANS-GÜNTHER SONNTAG

„Es ist mir eine Herzenssache, mich bei Ihnen, verehrte Spectabilität, für Ihre Grußworte am 19.11.94 aufrichtig zu bedanken. Sie wissen, daß ich unserer Fakultät mit Haut und Haaren angehört habe, ja, daß mein ganzes Leben nur der Universität gehört hat. Wenn ich natürlich auch weiß, daß Ihre anerkennenden Worte nicht frei waren von freundlichen Übertreibungen, so ist man als alter Knabe doch von Herzen erfreut, ein wenig geschmeichelt und glücklich."

Herr Prorektor,
Herr Präsident der Heidelberger Akademie der Wissenschaften,
liebe Kolleginnen und Kollegen,
meine sehr verehrten Damen und Herren,
verehrte, liebe Frau Doerr

Diese von mir als Einleitung zitierten Worte stammen aus der Feder Wilhelm Doerrs als Replik zur Akademischen Feier anläßlich seines 80. Geburtstages, und sie kennzeichnen m. E. in einer unübertrefflichen Weise das Verhältnis Wilhelm Doerrs zu seiner Heidelberger Universität und insbesondere zur Heidelberger Medizinischen Fakultät.

Es war mir vergönnt, Wilhelm Doerr während seines Kieler Ordinariats als Lehrer und dann in Heidelberg als

Kollegen erleben zu dürfen. Aus dieser doppelten Sichtweise heraus sei mir erlaubt, auch wenn in den folgenden Vorträgen die Persönlichkeit Wilhelm Doerrs aus den verschiedensten Perspektiven heraus beleuchtet werden wird, hier auf einige wenige Aspekte einzugehen.

Während für den Bereich des Lehrers als hervorstechendes Merkmal die Strenge und die enorme prägende Kraft auf die Schüler hervorzuheben ist, so bleibt auf der anderen Seite unvergeßlich, mit welcher Bescheidenheit für den eigenen Anteil an der wissenschaftlichen Arbeit Wilhelm Doerr in den Fakultätssitzungen die Ergebnisse der Arbeit seiner Doktoranden vorgetragen hat und deren Leistungen würdigte. Diese zuerst genannte Prägung bis zur Kopie des Meisters, insbesondere bei der unverkennbaren Doerrschen Rhetorik auf der einen Seite und die geschickte und positive Förderung der wissenschaftlichen Eigeninitiative bei den jungen Wissenschaftlern andererseits, sind sicherlich zu einem nicht geringen Teil dafür verantwortlich zu machen, daß über die Jahre der Hochschullehrertätigkeit von Wilhelm Doerr hinweg eine beträchtliche Zahl von Wissenschaftlern und auch Hochschullehrern aus der unverkennbaren Doerrschen Schule hervorgegangen ist.

Wie sehr Wilhelm Doerr mit seiner Medizinischen Fakultät Heidelberg verbunden war, läßt sich auch daran messen, daß er ihr mit Unterbrechungen von 1933 bis 1983 angehörte. Zunächst von 1933 bis 1938 zeitweise als Medizinstudent und von 1939 bis 1953 als Assistent und Privat-Dozent. Es erfolgte dann eine Unterbrechung im Rahmen seiner zehn Wanderjahre von 1953 bis 1963 als Lehrstuhlinhaber zunächst an der Freien Universität Berlin für drei Jahre und dann als Lehrstuhlinhaber an der Universität Kiel bis 1963, um dann wieder von 1963 bis 1983 als Ordinarius für

Allgemeine Pathologie und Pathologische Anatomie an die
Medizinische Fakultät Heidelberg zurückzukehren. Wilhelm
Doerr hat in diesen letzten zwanzig Jahren seiner Zugehö-
rigkeit als aktiver Hochschullehrer diese Medizinische Fakultät mitgeprägt und mitbeeinflußt, er hat wesentliche
Entwicklungen mitgestaltet und dabei der akademischen
Selbstverwaltung immer einen hohen Stellenwert zugewie-
sen. So fiel praktisch in seine Amtszeit als Dekan der Medizinischen Fakultät Ende der 60er Jahre die Unterteilung
dieser Fakultät in Subfakultäten, die über 25 Jahre hinweg
bis 1994 die für die Medizinische Forschung und Lehre in
der Medizin wie auch für die Krankenversorgung notwendige interdisziplinäre Zusammenarbeit deutlich behinderte.
So war es für ihn dann auch eine Genugtuung, daß er
noch miterleben durfte, wie 1994 diese vier Fakultäten sich
wieder zu einer Medizinischen Fakultät Heidelberg zusam-
mengeschlossen hatten und daß dieser notwendige Integra-
tionsprozeß auf einen guten Weg gebracht werden konnte.
Aber Wilhelm Doerr hat nicht nur prägend Einfluß auf
die Medizinische Fakultät Heidelberg und die Universität
Heidelberg genommen, er war darüber hinaus Senatsbeauf-
tragter für die Gründung des Deutschen Krebsforschungs-
zentrums und ebenfalls Mitglied in den Gründungsaus-
schüssen der Universitäten Lübeck, Ulm und der Klinischen Fakultät Mannheim. Seine Bedeutung als Wissenschaftler und Hochschullehrer in seinem spezifischen Fach-
gebiet der Allgemeinen Pathologie und der Pathologischen
Anatomie wird sicherlich viel kompetenter in den folgenden Vorträgen noch gewürdigt werden. Diese nationale
und internationale Anerkennung spiegelt sich aber auch wi-
der in Rufen an andere Universitäten (Marburg, Freiburg,
Ulm, Wien), die er nach 1963 erhielt und ablehnte, wie

auch in den vielen Ehrungen, die ihm international und national zuteil geworden sind.

Auch nach seiner Entpflichtung als Hochschullehrer 1983 blieb Wilhelm Doerr aktiv. Im Rahmen der an der Heidelberger Akademie der Wissenschaften etablierten Forschungsstelle „Theoretische Pathologie" war er bemüht, das Phänomen Krankheit, d. h. die Anthropologie des Krankhaften im Verein mit Physiologie, Soziologie, Psychosomatik, Historie, Philosophie, d. h. interdisziplinär, zu erarbeiten. Hier konnte das über das spezifische Wissen hinausreichende ausgeprägte breite Allgemeinwissen Wilhelm Doerrs in voller Intensität einfließen, und er selbst stellte hierzu fest:

> „Die Weisheit dieser Welt ist eine Torheit vor Gott! Das bedeutet, daß sich der heutige Arzt aus den Fesseln des Kartesianischen Materialismus lösen muß! Wir streben ein neues Natur- und Menschenverständnis an und bedienen uns hierzu der Prinzipien sogenannter theoretischer Pathologie. Sie will mit absoluter intellektueller Redlichkeit den Weg zu einer neuen Anthropologie freimachen. Sie sucht und möchte finden Ordnung in der Begriffswelt unserer Zeit."

Wir haben mit Wilhelm Doerr eine große außergewöhnliche Persönlichkeit, einen exzellenten Wissenschaftler, einen begabten und verehrten Hochschullehrer, einen immer ansprechbaren Kollegen verloren, wir werden ihm in der Medizinischen Fakultät Heidelberg ein ehrendes Andenken bewahren.

PHILLIP U. HEITZ

Grußwort des Vorsitzenden der Deutschen Gesellschaft für Pathologie

Verehrte Anwesende

Die Kunde vom Ableben Wilhelm Doerrs am 21. Mai 1996, kurz vor der 80. Tagung der Deutschen Gesellschaft für Pathologie in Dresden, hat Betroffenheit ausgelöst. Die Betroffenheit war tief und sowohl im deutschsprachigen Raum als auch darüber hinaus spürbar.

Warum Betroffenheit? Sie ist zu erklären durch Wilhelm Doerrs Persönlichkeit, durch seine Beherrschung von Wort und Schrift sowie durch seine Beiträge zur Medizin.

Für den jungen Assistenten, der vor 30 Jahren seinen Chef, Prof. Hans Ulrich Zollinger, zur Besichtigung des damaligen Neubaus des Heidelberger Pathologischen Institutes begleiten durfte, war die Persönlichkeit Wilhelm Doerrs geprägt durch das Bild einer „alten Größe". Ich empfand damals Wilhelm Doerr als strahlenden, überlegenen Chef mit klaren Ideen, mit mitreißender Begeisterung für die Lehre, und ich kann mich an die eng beschriebene, um nicht zu sagen bekritzelte, Wandtafel im Hörsaal des Institutes erinnern. Die Persönlichkeit wirkte auf mich schier übermächtig, zumindest imposant und beeindruckend. Ich habe später Wilhelm Doerr auch als Herausgeber von Virchows Archiv A in seiner strengen, manchmal beinahe skurrilen, aber gerecht wirkenden Art der Begutachtung von Manuskripten erlebt.

Wilhelm Doerr war ein Meister des gesprochenen Wortes. Er war wortgewaltig, seine mit Pathos versehene Sprache war großvolumig und brandete in unüberhörbarer Lautstärke durch den Saal. Sein Vortrag war einnehmend und mitreißend, obwohl für mich in den umspannenden Höhenflügen zugegebenermaßen nicht immer ganz verständlich.

Wilhelm Doerr war nicht nur ein Meister des gesprochenen, sondern ebenso des geschriebenen Wortes, der Schrift. Er hat ein beeindruckendes Werk hinterlassen, nicht nur an Quantität. Beeindruckend ist vor allem die Linie, die Konsequenz, mit welchen er das Phänomen der Gestalt und der Inhaltlichkeit – bezogen auf Zeit, Raum und Sprache – verfolgt hat. Seine Schriften sind durchsetzt mit philosophischen Gedanken und Zitaten aus der Literatur. Er hat den Versuch großer umspannender Analysen und Synthesen unternommen, aufbauend auf früheren Ideen und Gedanken. Eines dieser, ursprünglich durch den aus Zürich stammenden ehemaligen Ordinarius für Pathologie in Heidelberg, Paul Ernst (1859–1937), formulierten Probleme war das des sog. „Morphologischen Bedürfnisses". Wilhelm Doerr hat seit 1964 auch Gedanken über die „Theoretische Pathologie" entwickelt. Dieser Begriff umfaßte für ihn das elementare Verstehen für jegliche Krankheitserscheinung und die Beziehung zur Ordnung in der Begriffswelt.

Wilhelm Doerr war ein großer Pathologe und er hat in seinem Fach, dank seiner Intelligenz und seiner unbeirrbar verfolgten Linie, deutliche Spuren und Zeichen hinterlassen. Er hat beeindruckt durch seinen Stil, seinen Einsatz sowie seine Unermüdlichkeit und seinen Versuch zu umspannenden Höhenflügen. Er kannte die Dankbarkeit und ich habe nie Zeichen der Resignation bei ihm erlebt. Auch auf Kongressen war die Persönlichkeit Wilhelm Doerrs unübersehbar und präsent. Er hat die Jubiläumstagung zum 75jährigen Bestehen der Deutschen Gesellschaft für Pathologie 1972 in Graz präsidiert und hat dabei die Geschichte der Gesellschaft und die durch Rudolf Virchow 1898 formulierten Zielvorstellungen ebenso wie die erreichten bzw. nicht erreichten Ziele analysiert. Ich bin überzeugt, daß Wilhelm Doerr nicht nur in seinem Fach „Pathologie", sondern ebenso im Rahmen all seiner zahlreichen weiteren Tätigkeiten die ihm eigenen Charakterzüge und Eigenschaften voll zur Geltung bringen konnte.

Nicht nur die Deutsche Gesellschaft für Pathologie hat einen ihrer Großen verloren, sondern darüber hinaus die Pathologie und die Medizin allgemein. Wir verdanken Wilhelm Doerr sehr viel.

Wilhelm Doerr als Autor und Freund

HEINZ GÖTZE

Der Verleger ist zu wirtschaftlichem Denken verpflichtet, um die Voraussetzungen seines schönen Berufes zu sichern. Darüber hinaus ist seine Existenz jedoch an eine Fähigkeit gebunden, die in wirtschaftlichen Dimensionen allein nicht faßbar ist. Der Verleger hat es nicht allein mit seinen Büchern als Handelsobjekten zu tun. Die Bücher verdanken ihr Leben und ihre Ausstrahlung der Fähigkeit eines Autors, die nicht allein von meßbaren Größen bestimmt wird. Jedes Buch, ja jeder wissenschaftliche Aufsatz wird bestimmt durch seinen wissenschaftlichen Wert, aber auch darüber hinaus von der Ausstrahlungskraft des Autors selbst, seiner Beziehung zu seiner Wissenschaft und der Rolle, die die wissenschaftliche Tätigkeit in seinem Leben spielt. Wer je die sprachliche Vollendung der Formulierungen der Untersuchungsberichte Wilhelm Doerrs gelesen hat, wird gut verstehen, daß hier nicht allein der Pathologe am Werk ist. Wilhelm Doerr übte seinen Beruf nicht nur aufgrund seines fachlichen Wissens aus, sondern zugleich aufgrund einer musischen Begabung, die die Treffsicherheit seiner Aussagen schärfte.

Wilhelm Doerr war Morphologe im allgemeinen Sinne. Die Gestalt der Erscheinungen, aber auch die Form ihrer Abläufe, waren ihm das Wesentliche. Die Eigenart der Gestalt und ihrer Wandlungen war der Schlüssel zur Erkenntnis, aber auch Freude und Befriedigung seines Lebensgefühls.

Der Primat des Morphologischen erklärt seinen starken Sinn für das Künstlerische – man erinnere sich seiner Vorlesungen und Vorträge, auf deren Vorbereitung er viel Zeit verwendete, um sie zu unwiderlegbaren Kunstwerken zu gestalten.

Dies alles sind für einen Verleger kostbare Gaben eines Autors, insbesondere wenn sie in Verbindung mit einem reichen Wissen und scharfer Selbstkritik Modelle wissenschaftlichen Schrifttums hervorbringen.

Der Verleger sollte ja ebenfalls eines gewissen morphologischen Sinnes nicht entbehren. Es ist leicht zu begreifen, daß sich hier mannigfaltige Berührungspunkte ergaben und die Zusammenarbeit mit Wilhelm Doerr zu einem besonderen Erlebnis wurde, das zu wachsender Freundschaft führte. Doerr hatte so klare Vorstellungen vom Gegenstand seiner Forschungen und der Formulierung ihrer Ergebnisse, die so oft kritisch durchdacht und treffsicher gestaltet waren, daß jede nachträgliche Änderung als Verletzung empfunden wurde.

Dabei war Wilhelm Doerr seinem Wesen nach ein großzügiger und besonders warmherziger Mensch. Damit eng verbunden war starkes Verantwortungsbewußtsein, Selbstkritik und ein unbeugsamer Wille zur perfekten Ausformung jeder noch so kleinen Einzelheit.

Es ist bekannt, daß er die Beschriftung der Präparate in seinem Institut eigenhändig vornahm, um jeden Irrtum für die Zukunft gründlich auszuschließen.

Sie werden verstehen, daß ich zu diesem großartigen Menschen guten Willens, aber zugleich kritischen Verstandes, Zuneigung empfand, die erwidert wurde, wofür ich

stets große Dankbarkeit empfand. Auch meine verlegeri-
schen Gedanken und Überlegungen sind davon befruchtet
worden.

VOLKER BECKER

Wilhelm Doerr – Meister und Freund
Wort eines Weggefährten

Der akademische Weg von Wilhelm Doerr – seine Peregrinatio academiae – ist allen bekannt, liegt offen vor Augen.

Die Wegbegleitung in allen Jahren des akademischen und persönlichen Daseins – von den Jahren des Privatdozenten bis zum Emeritus – erfaßt vieles, was über den Werdegang und die offizielle Amtstätigkeit hinausgeht.

Weggefährte sein heißt in seine Gedanken eingedrungen zu sein, seine Denkart und seine Arbeitsweise zu kennen, gelegentlich zu widersprechen oder auch Zweifel anzumelden, aber auch durch teilnehmende Gedanken in seine Persönlichkeit, in seine Freundschaft hineinzuwachsen.

Mit gebührendem Abstand zunächst, dann mit Bewunderung, die bald durch Zuneigung bestimmt, ja geprägt war, entwickelte sich unser Verhältnis. Später wurde der Abstand durch die Freundschaft überbrückt, ohne daß die Eigenheit der Persönlichkeiten litt.

Ich bin zu Wilhelm Doerr gestoßen, als er noch Privatdozent gewesen ist, habe seine Ernennung zum apl.-Professor miterlebt, seine Tätigkeit als Ordinarius an der Freien Universität Berlin und an der Universität Kiel begleitet, war dann in naher Fühlung, als er in Heidelberg, ich in Karlsruhe arbeitete, dann wurde ich sein mittelbarer Nachfolger an der Freien Universität Berlin und hielt auch nach meiner Berufung nach Erlangen einen ständigen, fast täglichen Kontakt.

Ich saß als Student 1946/47 – wie ich gestehen muß: in kurzen Hosen – in jenen denkwürdigen Semestern, in denen Doerr alle Unterrichtsverpflichtungen unseres Faches zu leisten hatte, weil kein anderer Dozent da war, jene Semester, in denen die Studenten bei überfülltem Hörsaal im Hof und auf der Treppe des alten Pathologischen Institutes saßen, wo sie dem Kolleg bei offenem Fenster durch die Stimmgewalt des Dozenten ohne weiteres folgen konnten. Bereits damals – vor 50 Jahren – hatten einige Studenten Tonfall und Redeweise angenommen, ein Phänomen, das später geradezu ein Kennzeichen seiner Schüler wurde.

Ich sehe einige mittlerweile ergraute Persönlichkeiten in diesem Saale, die sich sicher an diese Zeit von damals gerne erinnern.

Für mich war wesentlich, Weggenosse gewesen zu sein bei der wissenschaftlichen Entwicklung.

Ich gehörte unter den Institutsdirektoren Alexander Schmincke und dann Edmund Randerath zur sog. „Doerrschen Anstalt“.

Im alten Pathologischen Institut machten wir unter wirklich primitivsten Bedingungen operative Tierversuche, Doerr operierte, ich steuerte die chirurgische Technik bei, die ich mir im Krankenhaus meines Vaters angeeignet hatte.

Der innere Kreis war in alle wissenschaftlichen Probleme eingebunden. Äußeres Zeichen dafür war, daß man die Bücher aus allen Bibliotheken heranschaffen mußte – selbstverständlich ohne Auto.

Die Tatsache, daß Doerr – auch und gerade in wissenschaftlichen Fragen – *sein Herz auf der Zunge* trug, war die

Ursache dafür, daß man die Bücher nicht nur trug, sondern von ihrem wesentlichen Inhalt unterrichtet wurde, macht, daß ich über die Probleme, bei denen ich nur mit dem Büchertransport beschäftigt, voll unterrichtet war, ohne je eine Zeile davon gelesen zu haben.

Doerr gründete die für die damalige Zeit ungeheuer wichtigen „Berichte der Pathologie", die bis 1996 als dem letzten Jahr erschienen – jetzt durch die moderne Literaturbeschaffung sich überlebt haben. Doerr war Redakteur, ich „Amanuensis", wie er das nannte.

Die Eigenschaft, daß er seine Umgebung teilnehmen ließ an dem, was ihn beschäftigte, war die Wurzel der Delegation seiner Probleme an seine Mitarbeiter. Diese hatten dann in voller Selbständigkeit einen eigenen Arbeitskreis aufzubauen – von der Sachkenntnis des Chefs von ferne locker geleitet. Das war ein Vorgang, der nicht einer plötzlichen Eingebung entsprang, sondern langwierig war, weil es ihm schwer fiel, sein Thema von sich zu lassen – und wenn auch nur im Hause und an seinen eigenen Mann.

Ich erinnere sie an das Thema der Herzentwicklung und der Herzmißbildungen, das Klaus Goerttler selbständig übernahm und für das er auch voll verantwortlich war – und häufig auch kontrovers mit dem Meister diskutierte.

Doerr hielt seine Berliner Antrittsvorlesung über ein auch heute noch zu wenig bearbeitetes Gebiet des Pankreas „Fermententgleisung – pathologisch-anatomisch gesehen". Damals war dies gerade ein Schwerpunkt seines Denkens. Ich übernahm dieses Thema von ihm, nachdem sein Versuch, mich auch für die Herzmißbildungen zu interessieren, an meinem bewußten Widerstand gescheitert war.

Ein hervorstechender Zug seines Wesens war die schon geschilderte Tatsache, daß er sein Herz auf der Zunge trug, daß alles, was ihn beschäftigte, aus ihm herausbrach. Als ich selbständig geworden war, gab es kein organisatorisches Problem, das ich nicht kannte, das mir neu und daher vielleicht schwer geworden wäre. Alle institutionellen Begebenheiten und Komplikationen hatte ich bei ihm tätig miterlebt, ich war gut vorbereitet.

Jeder Wissenschaftler bildet sich selbst für die Ordnung seiner Gedanken ein System.

Bei Wilhelm Doerr war das System durch die Vorlesung vorgegeben. Er arbeitete alles, was er las und sich erwarb, in den Unterricht ein. Er war beherrscht von dem leidenschaftlichen Anliegen, alles was ihm selbst Erkenntnis und Einsicht geworden war, in seiner Vorlesung weiterzugeben. Es war die Sucht zu lehren, die ihn beherrschte. So war die Vorlesung das Gerüst seines Gedankensystems. Für ihn war die Vorlesung immer eine persönliche Kraftquelle. Jahre später kam er ans Telefon und rief: „Ich bin hochgestimmt, ich komme gerade von der Vorlesung!"

Der Drang zur Ordnung, der bereits am Schreibtisch erkennbar war, wirkte sich auch in seiner hochschulpolitischen Tätigkeit aus. Bei den Neugründungen – Lübeck, Ulm, Mannheim – war immer der Trieb zu ordnungsschaffenden Gegebenheiten erkennbar – er zieht sich durch sein Leben wie ein roter Faden.

Sie alle wissen, wie sich Doerr bei seinen Vorträgen, wie auch bei seinem Unterricht, mit seinem Gegenstand und dem Publikum identifizierte. Das war ein Teil seines Erfolges. Wenige kennen die Bangigkeit vor jedem Vortrag, vor jeder Vorlesung, um nicht zu sagen das Lampenfieber, das ihn nie verließ. Er, der gerne und auch viel aß, nahm vor einem Vortrag überhaupt nichts zu sich. Als ich ihn einmal darauf ansprach, sagte er: „Morituri essen nicht!"

24

Zu jedem seiner Schüler und Freunde hatte er eine eigene Form der Zuneigung, im wörtlichen Sinne. Durch offene – auch laute – Aussprachen wurden auftretende Mißstimmungen geklärt. Oft schloß er eine solche Auseinandersetzung mit der beruhigenden Floskel ab: „Regen Sie sich nicht auf!" Gleichzeitig bildete er seine Gedanken in lauten Aussprachen weiter.

Auf dem Wiesbadener Pathologen-Kongreß (1950) sprach Doerr über das Hämochromatoseherz. Am Tage vorher frotzelte ihn ein alter Freund: „Wer spricht schon von dem Hämochromatoseherz? Willst du damit die Welt aus den Angeln heben?" Doerr war entsetzt und verzweifelt. Ich war im gleichen Hotelzimmer untergebracht und wollte ihn durch krampfhaft erzwungene Diskussionsbemerkungen zu der Wichtigkeit seines Themas zurückholen. Die Einwürfe waren vielleicht nicht sehr sachverständig, jedenfalls entwickelte er laut redend – im Schlafanzug – seine Gedanken zur Wichtigkeit des Hämochromatoseherzens – und kam so aus der Depression heraus. Er glänzte am nächsten Tag und war auf alle Einwände gefaßt, auch wenn sie klüger waren als die meinen von der Nacht vorher.

Man hat an Doerr die unübertreffliche Wort- und Sprachgewalt, die Klarheit der Formulierung, die sprachliche Vielfalt, die Einprägsamkeit, auch das „Pathos" ohne pejorativen Beigeschmack gelobt.

Er ließ nie ein Thema los, das er einmal bearbeitet hatte. An diesen kann man Spiralen, wissenschaftliche „Jahresringe", seines Denkens erkennen. Dies bedeutete für die Wegbegleiter ein Nachrennen auf steilem Weg, um Schritt zu halten, aber sie hatten immer einen Vorteil davon. Das war das Problem der Wegbegleiter, daß sie, um diskussionsfähig zu bleiben, nachrennen mußten.

Die Entwicklung eines Forscherlebens ist an bestimmten Festpunkten zu erkennen. Bei Doerr sind Festpunkte sicher durch die vielfältigen großen Referate, aber übersichtlicher durch die verschiedenen Antrittsvorlesungen bei Übernahme eines neuen Lehrstuhls gekennzeichnet. An der Freien Universität Berlin, seinem ersten ordentlichen Lehrstuhl, sprach er – 1953 – über die Bauchspeicheldrüse, die ihn – von der endokrinen Seite her kommend – als ein besonderes Organ über Jahre beschäftigte. In Kiel sprach er – 1957 – über „Entzündung und Degeneration", eine allgemein-pathologische Essenz aus seinen Arbeiten über die Pankreatitis als einer besonderen Entzündungsform und über die hydropisch-vakuoläre Degeneration, die er eben an dem Inselapparat, dann an Niere und Herzmuskel studiert hatte.

Damals begleitete ich diese Antrittsvorlesungen – wie alle seine Vorträge und seinen Unterricht – nicht nur geistig intellektuell, sondern auch brachial-technisch, weil ich für die Projektion der Bilder – damals noch im großen Format 9×12 – zu sorgen hatte – und zur anschließenden „Manöverkritik" zur Verfügung stehen mußte. Diese war ihm wichtig.

In Heidelberg, an dem Tatort seines Lebens, kehrte er mit seiner Antrittsvorlesung zu seinem Erstlings- und Dauerthema zurück. Er sprach über die angeborenen Herzfehler, *auch* weil er hier wieder mit dem Freunde Fritz Linder zusammentraf, dessen erste Herzoperationen er an dem Klinikum Westend der Freien Universität Berlin pathologisch-anatomisch betreut hatte.

Ein anderer Fixpunkt seines wissenschaftlichen Lebens war das Züricher Referat (1955) über die Pathomorphose der Krankheiten. Hier verstand er es, das ganze Institut – samt den Assistentenfrauen! – in die Vorbereitung einzubeziehen. Das Thema kam in der nächsten Spiraldrehung wieder, als er 1972 den Pathologenkongreß in Graz wissenschaftlich auszurichten hatte. Später Fixpunkt seines Denkens war die Mitarbeit in Gadamers Neuer Anthropologie. Hier sind die Ansatzpunkte der dann auch institutionell an der Heidelberger Akademie begründeten Arbeitsstelle „Theoretische Pathologie" zu erkennen. Dort liegen die Wurzeln seiner vielfältigen Arbeiten über das Altern, über den Krankheitsbegriff und weitere Themen, die er aus der Emeritusklause vorlegte.

Jeder, der ihm begegnete, war eingenommen von dieser vielfältigen und barocken Figur, die etwas darstellte, was Goethe „eine Natur" nannte.

Wilhelm Doerr ist in seiner Tätigkeit aufgegangen, er hat sich immer in seinem Beruf bekannt zu der Forderung des Alltags, der histopathologischen Diagnostik und damit zum mittelbaren Dienst am Kranken, wie auch zu den allgemeinen Grundsätzen unseres Faches. Bei aller Pragmatik beherrschte ihn – und damit uns – die intellektuelle Strenge. Er war – wie er noch in seiner akademischen Abschiedsvorlesung – 1983 – sagte, in seinem Beruf glücklich, glücklich auch in seiner Arbeit, „weil er immer das tun wollte, was er tun mußte, und immer das tun mußte, was er wollte". Er sah das Besondere der Pathologie in deren zentralem Bezug zu fast allen medizinischen Sparten, in ihrer Brückenfunktion zwischen ärztlicher Aufgabe und biologischer Naturwissenschaft. So ist er das geistige Gewissen unseres Faches geworden.

In Erlangen (1987) sagte er „Pathologen waren und sind immer wie vergilische Menschen, denn sie haben eschatologische Erwartungen und – was ihren Dienst am Nächsten angeht – messianische Hoffnungen". So barock das klingen mag – er war von der Richtigkeit dieses Standpunktes durchdrungen.

Sicher war er immens ehrgeizig, aber das vorherrschende, verzehrende Element in ihm war der Drang zum Wissen, zur Einarbeitung in sein Problem. Er besaß eine schwer zu verwirrende Vernunft. Mit scheinbar verdüsterter Stirne, scheinbar nach innen gekehrt war er hellwach. Die verdüsterte Stirn war Selbstschutz gegen seine eigene verräterische Offenheit – und gegen die Tatsache, daß er nur so schwer „nein" sagen konnte.

Fritz Linder, der Freund, hat ihn einen Orator heidelbergiensis genannt. Aus der Sicht des Institutsgenossen möchte ich ihn den Opifex primarius nennen, den ersten Werkmeister.

Über seine letzte Krankheit, das Aneurysma der Aorta – der Aussackung eben der Aorta, über die er so viel gearbeitet hatte – haben wir oft gesprochen. Er teilte mir alle Meßwerte getreulich mit. Ihm war sein Schicksal klar, er war gefaßt, durch eine Ruptur im ungeeigneten Augenblick abgerufen zu werden. Er war mit dem Tod durch den Beruf und auch durch seine Denkart vertraut. „Aber", so sagte er mir noch wenige Tage vor seinem Tode, „noch ein paar Jährchen wären ganz schön!"

Es ist der Abschied von einem Freund als der einzigen übergeordneten Instanz, die es außer dem eigenen Gewissen auf dieser Erde gibt.

Wilhelm Doerr als Mentor und Vorbild im Universitäts-Klinikum Heidelberg

KARL ZUM WINKEL

Im Universitäts-Klinikum Heidelberg vertrat Wilhelm Doerr mit Nachdruck die gemeinsamen ärztlichen und wissenschaftlichen Interessen, die Grundsätze der Medizin, die Vergangenheit und Zukunft der Universität. Als bedeutender Gelehrter und vortreffliche Persönlichkeit war er allseits hoch geachtet.

Für den Kliniker sichert der Pathologe den erhobenen Befund, sei es aus Gewebsproben, sei es durch die Obduktion. Aus eigener Sicht ist die Obduktion die endgültige Kontrolle der klinischen Diagnostik und Therapie, ihre Diffamierung und Verweigerung diskreditieren die ärztliche Qualifikation und das internationale Ansehen.

Entsprechend war Wilhelm Doerr in seiner täglichen Arbeit ständig um die Klärung von vererbten und erworbenen Krankheiten bemüht. Die Sektionsübergabe war kein Ritual, sondern zunächst ein Bericht – nicht selten auch eine Rechtfertigung – des Klinikers. Dann folgten die Vorstellung der Sektionsergebnisse und deren Diskussion unter pathologischen und klinischen Aspekten. Er war kritischer Partner, aber nicht Richter des Klinikers (Goerttler).

In der Mittwochsvorlesung wurden den Klinikern die anatomisch-histologischen Analysen der vergangenen Woche demonstriert. Mit sonorer Stimme und glänzender

Rhetorik präsentierte Wilhelm Doerr die oft überraschenden, sorgfältig vorbereiteten Resultate. Auf Zwischenbemerkungen und Kritik reagierte er rasch, zögerte auch nicht, bei Unklarheiten weiter nachzuforschen und wieder zu berichten. Wenn neue, unerwartete Befunde – etwa von radiologischen Verfahren oder eine überraschende Strahlensensibilität – die primäre pathologisch-anatomische Diagnose beeinflussen konnten, überprüfte er zu jeder Zeit persönlich die Unterlagen des Pathologischen Institutes und rief – meist innerhalb einer Stunde – zurück. Gerade diese Konfrontation hielt er für hilfreich, sie förderte die persönliche Verbindung.

Der Kliniker Sir William Osler charakterisierte um 1900 die Medizin als Disziplin zwischen Unsicherheit und Wahrscheinlichkeit (a discipline between uncertainty and probability). Wilhelm Doerr suchte Naturgesetze und konzipierte die Theoretische Pathologie, „die das elementare Verstehen für jegliche Krankheitsentwicklung vermittelt" (1964). Er verlangte vom „theoretischen Pathologen", seine Ergebnisse mathematisch zu erschließen, vorauszusagen und zu definieren (Becker et al. 1980).

Eingehend bemühte er sich um Verständnis für die klinischen Belange, was in seinen Gedenkreden für Karl Heinrich Bauer (Linder u. Doerr 1979) und Fritz Linder (Doerr et al. 1995) zum Ausdruck kommt. Sensibilität für klinische Aufgaben, Wissen und Prägnanz bekundete er auch im gemeinsamen Workshop „Randomisation und Aufklärung in der Onkologie". Er verstand, daß der Kliniker mit einem Januskopf konfrontiert ist: Ein Gesicht reflektiert die unbedingte Teilnahme an den Fortschritten von Naturwissenschaft und Technik, das andere die humanitären ärztlichen Aufgaben wie Zuwendung und Hilfe für den Patienten.

Die Universität war für ihn eine leistungsorientierte Bildungs- und Gestaltungsstätte in der modernen Welt, deren Wirkungskraft auf jeden Fall erhalten bleiben muß. Als begeisterter Hochschullehrer war er Mentor – Berater, Erzieher, Mahner – im Kontakt mit anderen Fachgebieten und im Unterricht.

Nach Rudolf Virchow (1960) muß der Studierende an der Universität Lust am Lernen und eine gewisse Fähigkeit zu selbständiger Arbeit mitbringen. Wilhelm Doerr wollte die Medizinstudenten zu drei Kardinaltugenden erziehen:

- zu intellektuellem Mut,
- intellektueller Aufrichtigkeit und
- weiser Beschränkung der Aussage (Doerr u. Quadbeck 1970).

Die Problematik des Sehens beschreibt Johann Wolfgang Goethe treffend in der Xenie:

> „Was ist das Schwerste von allem?
> Was Dir das Leichteste dünket:
> Mit den Augen zu sehen,
> was vor den Augen dir liegt.“

Analog gab es für Wilhelm Doerr im Unterricht drei visuelle Gruppen (1980):

1. die große Zahl derer, die das nicht sehen und in sich verarbeiten, was man ihnen zeigt,
2. die verhältnismäßig geringe Zahl derer, die das können, und
3. die sehr kleine Zahl derer, die etwas sehen, was ihnen nicht gezeigt worden ist.

Für ihn gab es keine Anschauung ohne „das Schauen des äußeren, erst dann des inneren Auges“. Dabei folgte er Arthur Schopenhauer, für den die Quelle wahrer Weisheit weniger im abstrakten Wissen als in der anschaulichen Auffassung der Welt liegt (1964).

Diese Aussagen ermahnen die Hochschullehrer in Pathologie wie in Radiologie eindringlich, ihre Studenten immer wieder zum selbständigen Beobachten und Interpretieren anzuleiten, denn „was Hänschen nicht sieht, sieht und deutet Hans nimmermehr!"

Das Ziel bleibt unverändert gleich: Der Arzt wird geprägt durch Naturwissenschaft und Humanität, durch Kritik, Selbstkritik und Zweifel (zum Winkel 1989).

Wilhelm Doerr war ein Redner comme il faut. Gewürzt mit treffenden Zitaten – gelegentlich auch mit köstlichem Humor – verlieh er seinem Vortrag großen Schwung und faszinierende Brillanz. Basierend auf intensiven Literaturstudien, detaillierter, geschliffener Ausarbeitung und präparierter Redeweise waren die mit erheblichen, aber unmerklichen Mühen verbundenen Ansprachen beispielhaft für alle Dozenten.

Im Klinikumsvorstand zeichneten sich seine Beiträge aus durch klare Formulierung, Würdigung von Argumenten und Gegenargumenten und Überzeugungskraft. Sein Rat war gefragt, denn Wilhelm Doerr hatte im Laufe seines Lebens umfassendes Wissen und Weisheit erreicht, das heißt Urteilskraft durch Lebenserfahrung, meisterliche Kapazität und Kompetenz. Bereitwillig folgten die Mitglieder des Vorstandes seinen Ratschlägen zur Beurteilung und Lösung aktueller Probleme.

Abschließend mögen zwei Reflexionen aus dem Jahre 1986 zum Nachdenken anregen. Im Zusammenhang mit dem Wissenschaftler, der „Fleiß, Sorgfalt, Zielstrebigkeit, Konzentrationsfähigkeit, Ausdauer und Wahrhaftigkeit besitzen sollte", erklärte er „Gemeinschaftsarbeit ist gut, aber sie ist nicht die letzte Wahrheit". Offenbar hielt Wilhelm Doerr persönliches Engagement, eigene Aussage und eigene Sprache für notwendige Charakteristika des akademischen Lebens.

Sein Satz: „Die Aufgabe des Menschen in verantwortlicher Stellung besteht darin, Macht zu haben, die er nicht zum Mehrgewinn von eigener Macht braucht", ist ein bemerkenswerter Appell an die Machthaber unserer Zeit.

Wilhelm Doerr war

- als hervorragender, berühmter Hochschullehrer würdiges Fundament der Heidelberger Universität,
- zuverlässiger, disziplinierter Freund der Kliniker in schwierigen Situationen,
- Klarheit schaffender Mentor, der überschießende Aktivitäten in solide, dauerhafte Bahnen lenkte,
- beharrlicher Forscher auf vielen Gebieten,
- leidenschaftlich bekennender, wortgewaltiger Professor,
- engagierter Humanist,
- großartiges Vorbild für Ärzte und Studenten.

LITERATUR

Becker V, Goerttler K, Jansen HH (Hrsg) (1980) Konzepte der Theoretischen Pathologie. Springer, Berlin Heidelberg New York
Doerr W (1964) Lehrbares und Lernbares in der ärztlichen Ausbildung. Akademische Feier zur Eröffnung des Klinikum Mannheim. Ruperto Carola XIV, Bd 36, S 296
Doerr W (1980) Wandlungen eines Faches, kritische Bemerkungen zur aktuellen Pathologie. Ärztebl Baden-Württemberg 12: 750
Doerr W (1987) Der Wissenschaftsverleger und sein Menschenverständnis. In: Thieme schafft Wissen 1886–1986. Thieme, Stuttgart New York

Doerr W, Quadbeck G (1970) Allgemeine Pathologie. Springer, Berlin Heidelberg New York

Doerr W, Herfarth Ch, Trede M (Hrsg) (1995) In Memoriam Fritz Linder. Springer, Berlin Heidelberg New York Tokyo

Linder F, Doerr W (1979) Karl Heinrich Bauer – Konturen einer Persönlichkeit. Springer, Berlin Heidelberg New York

Schipperges H (Hrsg) (1981) Neue Beiträge zur Theoretischen Pathologie. Springer, Berlin Heidelberg New York

Virchow R (1960) Lernen und Forschen. Rektoratsrede an der Friedrich-Wilhelm-Universität Berlin (1892). Deutsche Universitätszeitung 15: 3

zum Winkel K (1989) Zur Problemgeschichte der Klinischen Radiologie. Sitz. ber. Heidelb. Akad. Wissenschaften, Mathemat.-naturwiss. Klasse 1989, 1. Abh. Springer, Berlin Heidelberg New York Tokyo

zum Winkel K, Doerr W, Herrmann R, Kern B-R, Laufs A (1984) Randomisation und Aufklärung bei klinischen Studien in der Onkologie. Springer, Berlin Heidelberg New York Tokyo

Wilhelm Doerr als akademischer Lehrer

PETER MÖLLER

Es ist die Zeit des vorgerückten Nachmittags. Gewichtige Schritte nähern sich der oberen Hörsaaltür. Handgeschriebene längliche, druckfahnenähnliche Zettel und andere Aufzeichnungen unter dem Arm, der Griff in die Hosentasche: An einem bis auf Kniehöhe herabreichenden, am Gürtel befestigten Kettchen hängt ein Schlüsselsammelsurium, der rautenförmige Generalschlüssel ist schnell ertastet, die Tür aufgesperrt. Drinnen, bei leerem Gestühl, deutliche Aktivität: Aus nach Kleister und Staub riechenden Requisitenkammern tragen zwei Assistenten Wandkarten herein, künstlerische Großwerke des Institutszeichners Bacher, der, obgleich kriegsversehrt einhändig, Ulna und Radius der verbliebenen Restextremität wie eine Hummerschere einzusetzen und in der Abgeschiedenheit seines Zeichenbüros wichtige Aspekte der Humanpathologie in Überdimension zu Papier zu bringen versteht. Die Karten des morgigen Tages werden vom akademischen Hilfspersonal aufgerollt und den Regieanweisungen entsprechend aufgehängt. Fleischerhaken-ähnliche sigmoide Drähte werden in Schlaufen, die, falls gerissen, mit kleinen Nägelchen wieder an die Holzleiste der Karte genagelt werden müssen, gesteckt. Synchron werden diese Haken über zwei meterlange Stangen mit apikaler Kralle gepackt, die Wandkarte wird eleviert, rollt sich dabei zur vollen Größe auf und wird in einem kooperativen Balanceakt an Querträger an den Hörsaalseitenwänden angehakt. Der Alte steigt die Stufen hinunter, sagt ein paar Worte des Zuspruchs, tritt an die Tafel, fährt die von der Vorsitzenden der Raumpflegerinnenschaft, Frau Gutfleisch, zuvor akribisch gereinigten Rauhglasflächen auf Augenhöhe herab, greift eine neue Kreide, geht zum Handwaschbecken, hält diese unter fließendes kaltes Wasser, kurz, exakt so lange, bis sich die Kreide gierig vollgesogen hat, aber noch nicht mürbe geworden ist, und beginnt zu schreiben. Die feuchte Kreide quietscht nicht. Es schreibt sich angenehm. Die Schrift, die entsteht, ist erst kaum sichtbar, wird aber mit An-

trocknen blütenweiß, gleißend auf dem dunkelgrünen Grund.
„So. Paul." „Ja, Herr Professor": Eintritt Hauptpräparator Schubach, schiebt einen mit vielgestaltigen Spiritusgläsern vollgestellten Rollwagen aus seinen retroamphitheatrischen Remisen und
reiht flottierende Details Verblichener auf dem langen Hörsaaltisch zu einem veranstaltungsbegleitenden *Panopticum pathoanatomicum* auf. „Wir brauchen heute das Kind mit dem Auge." „Ist
schon dabei, Herr Professor." – Längst sind die Bühnenarbeiter
gegangen, und immer noch schreibt er, gelegentlich profunde
Seufzer von sich gebend, mit großer, ebenmäßiger Lehrerschrift
die circa sechzehn Quadratmeter Tafelfläche voll, unterstreicht
ihm wichtige Begriffe und Aussagen mit farbiger Kreide und hinterläßt schließlich, es ist mittlerweile Abend, eine Kulisse, die am
nächsten Morgen ab sieben Uhr zu besichtigen ist: Aus den
Wandkarten quellen schwärende Wunden, blickt ein Gesicht, groß
wie das eines Diktators auf einem Propagandaplakat, das alle Basaliome eines diagnostischen Jahrgangs im Gesicht trägt, wodurch die nasolabiale Lokalisationspräferenz dieses Neoplasmas
unübersehbar wird – wie entsetzlich! Der Tafeltext verspricht einen interessanten Diskurs, zum Beispiel über die Einteilung der
Geschwülste; *a potiori fit denominatio!* steht darunter. Was heißt
das denn?! Die Gläser, was ist heute drin? Schau ich mir vielleicht doch lieber erst später an, denkt der Student. – Gegen halb
acht füllt sich der neben dem Hörsaal befindliche Warteraum,
dessen einer Türflügel geöffnet ist, mit weißbekittelten Gestalten.
Unter ihnen im gestärkten Zweireiher wie ein Zuckerbäcker: der
Alte, leicht nervös, zermalmt ein Malzbonbon. Der leitende Oberarzt, auf Peilstation, peilt durch den Türschlitz, hat die maßgebliche Hörsaaluhr im Visier, gibt das Zeichen – Punkt halb acht –:
jetzt! Die Assistentenschar tritt ein, nimmt in der ersten Reihe
zum Hauptunterricht Platz, der Oberarzt okkupiert seinen angestammten Ausguck neben der Projektion. Der Projektionsadjunkt
drückt „maximale Helligkeit". Professor Doerr tritt ein, greift
stark beleuchtet einen Bambusstecken, der doppelt so lang ist wie
er groß, den Deutestab, und: hält Vorlesung!

Verehrte Frau Doerr,
sehr geehrte Familie Doerr,
werte Anwesende

Mir wird die Ehre zuteil, über den Lehrer, *den Professor* Wilhelm Doerr zu sprechen, um ihn in dieser Funktion zu würdigen.

Doerr war ein akademischer Lehrer, wie wir seither keinen mehr haben. Das liegt einerseits an der Seltenheit von Persönlichkeiten wie Doerr, andererseits auch an der Zeit. Die Zeit, in der Doerr für Generationen von Medizinern durch seine Vorlesungen Wegbereiter in die Klinik war, ist so verschieden von der Gegenwart, daß sich mit den aktuellen Entwicklungen auch der Typus des Hochschullehrers geändert hat. Ich werde im Folgenden das Einerseits und das Andererseits in aller gebotenen Kürze zu charakterisieren und resummierend darzulegen versuchen, warum wir Hochschullehrer gut daran täten, uns Wilhelm Doerr auch heute, oder gerade heute, zum Vorbild zu nehmen.

Zu Doerr: Doerr hat sehr viel gelesen, unglaublich viel gelesen, dabei aber selbst – zumindest aus meiner Sicht – vergleichsweise wenig konkrete Wissenschaft, wie wir sie heute in der Pathologie machen, betrieben. Er war im Akademischen eindeutig ein Mann der Lehre. Sein Verständnis des medizinischen Wissens war sehr ideengeschichtlich geprägt. Viele Aspekte der Pathologie hat er medizinhistorisch an uns herangebracht. Er zeigte auf, daß das medizinische Wissen eine kollektive Errungenschaft ist, von Forschern erarbeitet, die alle auch eine sehr persönliche, menschliche Seite hatten. Viele der wichtigen Fachvertreter vor, im und nach dem zweiten Weltkrieg hat Doerr konkret gekannt und sah deren Leistung als sehr persönlichkeitsgeprägte an. Doerr war in der Bewertung von Wisseninhalten zurückhaltend. „Akademische Freiheit heißt, daß jeder mal was sagen darf", hat Doerr gesagt. Und so ließ er sie alle zu Wort kommen in seiner Vorlesung. Dies machte es dem interessierten Studenten oft nicht eben leicht, will dieser doch (Zitat Doerr) als Lernender „Brot statt Steine". Aber steinig ist der Weg zur Wahrheit, und auch das redliche Bemühen auf dem Weg muß Anerkennung finden. Ich denke, man kann sagen, daß Doerr Enzyklopädist gewesen ist und dabei erstaunlich aktuell war. So erinnere ich mich, in den späten 70er Jahren das Wort „Apoptose" in seiner Vorlesung gehört zu haben. Mir ist damals dieser Begriff als ein Atavismus erschienen, den die Zellularpathologie im Laufe ihrer Entwicklung hinter sich gelassen haben mußte, las und hörte ich doch diesen Terminus sonst nicht. Dabei war das Gegenteil der Fall: Das Apoptosekonzept war eben erst von Wyllie entwickelt und publiziert worden, ganz neu[1].

Heute redet jeder von Apoptose und die Erforschung des programmierten Zelltodes boomt. – Seine eigenen wissenschaftlichen Konzepte blieben aus der Sicht des Studenten flirrend unscharf. Die „Gangarten der Arteriosklerose", zum Beispiel, waren schwer nachvollziehbar, seine Gedanken zur kardialen Teratologie offenbar schwer vermittelbar, dennoch ein Faszinosum für den in dieser Thematik trotz forcierten Nachlesens persistent Naiven. Die Idee einer „Theoretischen Pathologie", die sich Doerr als der allgemeinen und speziellen Pathologie übergeordnetes Gedankengebäude wünschte, ist selbst dem praktischen Pathologen und wissenschaftlichen Mediziner, als den ich mich heute emp-

---

[1] Wyllie AH, Kerr JFR, Currie AR (1980) Cell death: the significance of apoptosis. Intl Rev Cytol 68: 251–306

finde, vage geblieben. Die vielleicht wichtigste persönliche Botschaft an seine akademischen Zuhörer war aus meiner Sicht seine Betonung der geweblichen Gestalt der Krankheiten. „Jedes Organ spricht seine eigene Sprache", hat Doerr gesagt. Auch dies ist ein kompliziertes erkenntnistheoretisches Konzept, aber überaus relevant, will man sich nicht in der klassischen Zellularpathologie und der modernen molekularen Pathologie verlieren. Interessanterweise kommen Molekularbiologen und molekulare Mediziner heute auf ähnliche Gedanken. Aktuelle experimentelle Daten aus der Forschung der Zell-Zell- und Zell-Matrix-Interaktion zeigen, daß der gewebliche Phänotyp den Genotyp dominiert. Wachstum wird auf Gewebeniveau reguliert. Es besteht eine dynamische Reziprozität zwischen Zelle und makromolekularer extrazellulärer Matrix, als Schlagwort: „Form is the ultimate transcription factor!"[2] Diesen Satz hätte Doerr sicher und hocherfreut in sein reichhaltiges Repertoire an Merksprüchen aufgenommen.

Doerr war ein gewaltiger Meister des Wortes und der Rede. Diese Gabe machte es vielen von uns zum Genuß, ihm zuzuhören. Die Phänotypologie der Medizin ist durch ihn zu einer ephemeren Blüte gelangt, der ich persönlich nachtrauere. Er, der selbst in den aktivsten Phasen seines Lebens somatisch kolossal war, nuancierte zum Beispiel zwischen *Adipositas* und *Obesitas*, wollte den Begriff „Fettsucht" durch „Specksucht" ersetzt wissen, entwarf uns Studenten mit „Fettspeck und Fettrundkopf, dem Büffeltyp des Specknackens, dem Beutelhals, der *Makromastia adiposa*, dem Fallstraff-, Oberrumpf-, Oberarm-, Blusen- und Gürteltypus, der *Steatopygie* und dem Rotdickschenkel" eine

---

[2] M. J. Bissell, Lawrence Berkely Laboratory, San Francisco

Freakologie der *Adipositas regionalis*, die in der *Adipositas dolorosa* ihren pathischen Kulminationspunkt fand. Keine noch so unsägliche Situation, die nicht, mit Doerrscher Terminologie versehen, an- und aussprechbar wurde. Der markerschütternde Ruf, fast Schrei: Scybalen! angesichts des Präparationsergebnisses eines *coram publico* freitagsfrüh sezierten Intestinums ließ die Situation auch für Nichtpathologen plötzlich bewältigbar erscheinen. Doerr lebte vor, daß dem Arzt nichts Menschliches fremd sein darf und man über alles vorurteilslos sprechen können muß. Jenseits dessen blickte durch seine sehr persönliche Terminologie so etwas wie olympisch heitere Gelassenheit. Und jeder, der mit ihm lebte und zu tun hatte, hatte viel zu lachen. Doerr war ein Zauberer.

Zu uns: Was sind wir Hochschullehrer heute? Damit komme ich zum zweiten Aspekt. Ich würde sagen: Wir sind arm dran, wenn wir unsere Aufgabe der akademischen Lehre ernst nehmen. Das Wissen explodiert. Die Lehrinhalte müssen (müßten!) in immer kürzeren Abständen einer kritischen Revision unterzogen werden. Man spricht von der Halbwertszeit des Wissens. Das heißt, das meiste der datenbasierten, experimentellen Primärinformation ist in seiner Bedeutung überaus kurzlebig geworden, wird überwiegend nicht einmal wahrgenommen und fällt zum größten Teil der Vergessenheit anheim. Nur wenig wird kanonisiert und ist in Lehrbüchern, Lehrveranstaltungen präsent. Wir haben keine Zeit mehr für Wandkarten, arbeiten mit nur für den Tag bestimmten Dias und zunehmend für den Moment gemachten Kritzeleien auf Overheadfolien. Wir sind fast haltlos geworden in der Informationsflut, schlingern und mogeln uns so durch, wenn wir ehrlich sind. „My ignorance extends in all directions", sage ich dann entschuldigend, wenn aus dem Auditorium eine präzisierende Nachfrage über einen Vorlesungsgegenstand kommt und ich, mal wieder, passen muß. Ist unser kollektives Wissen überhaupt noch strukturierbar? Man hat epistemologischerseits das naturwissenschaftliche Wissen mit einer Kugel verglichen. Der Inhalt der Kugel sei die Menge des Wissens, die Kugeloberfläche sei die Grenze zwischen Wissen und Nichtwissen. Mit global zunehmender wissenschaftlicher Aktivität, Optimierung der Datenspeicherung und der Datenzugriffsmöglichkeiten nehme die Größe der Kugel als Funktion der Zeit ständig zu und damit auch die Kugeloberfläche, das heißt, das Wissen um das (Noch) Nicht-Wissen, mit anderen Worten: die Fragemöglichkeiten. Dies der prinzipielle, philosophische Aspekt. In diesem Bild argumentierend sehe ich aber auch praktische Aspekte: Nehmen wir an, die Kugel habe einen kleinen harten Kern, dieser sei das kanonisierte Basiswissen, Lehrbuchwissen. Der in meiner Vorstellung dicke, noch weiche Mantel sei das verfügbare Wissen, das im Zeitalter des World Wide Web und der Anbindung an Großrechner-gestützte Rohdatenbanken und Megabibliotheken im Prinzip sofort zugänglich ist. Wie sieht in diesem Bild die Wissensstruktur eines Hochschullehrers aus?! Er verfügt aktiv (optimistisch gesehen!) eventuell über 30 Volumenprozent des Kernwissens seiner Subdisziplin, über wenige Volumenpromille (wenn überhaupt Promille!) des Mantelwissens und krebst an einem Punkt fast mathematischer Größe, d. h. einer Fläche, die gegen Null konvergiert, an der Kugeloberfläche herum: Dieses Pünktchen ist die eigene wissenschaftliche Fragestellung. Wie soll jemand, dessen grundsätzliches Problem das ständig wachsende persönliche Unwissen ist, dem heutigen Studenten als Lehrer zumindest das Kernwissen vermitteln und ihn als dessen akademischer Wegweiser an die Grenze des Wißbaren heranführen? Wir können natürlich die vom Mainzer Institut für Prüfungsfragen im Gegenstandskatalog aufgeführten Themen prüfungsgerecht darbieten. Schon um das umfassend zu tun, fehlt die Zeit. Jedes Lehrbuch ist in dieser Hinsicht effizienter. Dies sehen auch die Studenten so und bleiben folglich der Vorlesung fern, was wiederum den Lehrwilligen frustriert und dessen Engagement erodiert. Ist die große Vorlesung deshalb ein Saurier, der ausstirbt? Wie traurig wäre das, und wie unzeitgemäß letzten Endes! Die großen amerikanischen Kongresse der großen amerikanischen Fachgesellschaften pflegen zu Recht die Key Note Lecture als zentrales Ereignis. Solche Veranstaltungen, immer rettungslos überfüllt, sind erhebende akademische Erlebnisse. Und was macht diese Veranstaltungen zu solchen Brennpunkten des Interesses? Wissenschaftspersönlichkeiten kommen zu Wort. Sie reden über ihre persönliche Sicht der Dinge: Die Welt aus der Sicht des Spezialisten, der von seinem Standpunkt auf das Ganze blickt. Ich meine, das ist der Weg auch für uns: Wir müssen uns den Studenten präsentieren, als die, die wir sein sollten: Spezialisten in naturwissenschaftlichen Subdisziplinen. Wir sollten unsere Erlebniswelt zum Gegenstand der Vorlesung machen. Darin argumentierend sind wir am sichersten und wirken am überzeugendsten. Was ist ein Pathologe? Was macht ein Pathologe? Wie denkt ein Pathologe, wie drückt er sich aus? Wie sieht ein Pathologe den Kranken, die Welt der Krankheiten? So wird – operational und quasi en passant – klar, was Pathologie ist. Dieses Konzept der *personellen Authentizität* mag bescheiden wirken, ist es aber bei Licht betrachtet nicht.

Meine Damen und Herren! Diese Art, Medizin zu lehren, hat uns Wilhelm Doerr vorgelebt. Sein Engagement für die Lehre bleibt vorbildlich. Seine *Vita academica* war ein Erfolg und kann für uns gegenwärtig tätige Hochschullehrer nur richtungsweisend sein. Wir verneigen uns vor diesem Menschen.

Wilhelm Doerr als Wissenschaftler und Arzt

HERWART F. OTTO

> Das schönste Glück des denkenden Menschen ist,
> das Erforschliche erforscht zu haben und das
> Unerforschliche ruhig zu verehren.
>
> *Goethe, Maximen und Reflexionen*

I

Eigentlich sollte Wilhelm Doerr, einer langen Familientradition folgend, Jurist werden. Aus einer *„gewissen Neigung zur naturwissenschaftlichen Weltbetrachtung"* [1], die offensichtlich auch der Familie deutlich geworden war, durfte er versuchsweise mit dem Medizinstudium beginnen. Ein Freund der in Darmstadt ansässigen Familie schenkte *„dem krassen Anfänger"*, wie Wilhelm Doerr anläßlich seiner Antrittsrede vor der Heidelberger Akademie der Wissenschaften bekannte [1], den ersten Band des Anatomie-Buches von Hermann Braus [2]. Durch die damit *„eingeleitete, freilich im ganzen erst in Jahren realisierte geistige Inkorporation"* [1] dieses epochalen Werkes war sehr früh eine methodische Richtung und die entscheidende geistige Haltung seines Lebens als Pathologe bestimmt worden. Der junge Student erkannte, zunächst in Ansätzen, daß normale Anatomie und pathologische Anatomie auf die Erforschung des Lebens ausgerichtet sind, daß Anatomie und Pathologie sich ergänzende Teile einer biologisch orientierten Wissenschaft sind: *„Denn der Mensch hat den Wunsch, über das Innere seines Körpers etwas zu erfahren, um zu begreifen, wie das äußerlich Sichtbare durch das innerlich Verborgene bedingt sei. Es ist dies nur möglich durch die Auflösung des Ganzen in seine Teile und den Wiederaufbau des Ganzen aus seinen Teilen"* [2].

So gesehen, finden wir bei Wilhelm Doerr in ganz frühen Jahren erste Anklänge an den Morphologie-Begriff Goethes [3], den der junge Primaner und Medizinstudent der ersten Semester offensichtlich gut gekannt haben mußte; Morphologie im Sinne eines permanenten Gestaltwandels und einer ständigen Metamorphose.

In diesem Sinne findet Wilhelm Doerr Zugang zur Pathomorphologie, die nach Hans-Werner Altmann [4], emeritierter Ordinarius für Allgemeine Pathologie und pathologische Anatomie an der Universität Würzburg, *„ihre Existenz und ihre Existenzberechtigung nicht einer besonderen Methodik..."* verdankt, *„... sondern einer besonderen Denkungsart, die einem Grundbedürfnis des Menschen, dem der Anschaulichkeit, zuzuordnen ist."*

Am 19. September 1937 trat Wilhelm Doerr als Doktorand in das Pathologische Institut der Universität Heidelberg ein. Er selbst schreibt [1], und das mag für ihn einigermaßen bezeichnend sein, daß der Weg zu Alexander Schmincke [5] wohl mehr *intuitiv* gewählt worden sei. Das Thema der Inaugural-Dissertation [6] behandelte eine ebenso faszinierende, wie in den Details komplizierte Theorie der Entstehung des normalen und des nicht normalen Wirbeltierherzens. Es ging um die formale Pathogenese bestimmter Fehlbildungen des Herzens. Doerr setzt sich in seiner Dissertation intensiv mit der phylogenetischen Theorie der Herzentwicklung von Alexander Spitzer [7], Wien, auseinander und er versucht auch die Störanfälligkeiten dieses in seiner Entstehung ungemein komplizierten Systems aus der phylogenetischen Entwicklung heraus, also dynamisch-morphogenetisch, zu erklären.

Anläßlich seiner Habilitation [8] und seines Probevortrages vor der Medizinischen Fakultät der Heidelberger Universität am 15. Juni 1942 beschäftigt sich Wilhelm Doerr mit der Wirkung des Blutstromes als eines gestaltenden Faktors für pathologische Gefäßreaktionen. Sehr früh ein weiterer fundamentaler und nie wieder verlassener Themenkomplex, der sich später in Anbindung an von Ehrenfels [9] und Bertalanffy [10] in den Arbeiten zur *„anthropologischen Pathologie"* und *„Pathomorphose"* wiederfindet und der folgerichtig einmünden mußte in das Konzept einer *„Theoretischen Pathologie"*.

II

Wilhelm Doerr hat aber auch von sich gesagt [11]: *„Mein Leben erfüllte sich im Sektionssaal, aus der Pathologie des Einzelfalles erwuchs die Ahnung des Vorliegens bestimmter Gesetzlichkeiten."*

Wilhelm Doerr war also auch praktisch tätiger Pathologe und das schließlich macht sein Arzttum aus. In allem, was er tat, hat Doerr stets auch als Arzt gehandelt, eingebunden in die traditionellen und fundamentalen Wertgrundlagen und in die letztendlich einzigen Orientierungsmöglichkeiten des Arzttums, eingebunden in den *Hippokratischen Eid:* Aus freier Verpflichtung und aus sozialer Verantwortung heraus zu handeln, gewissermaßen im Auftrage und stets auch zum Wohle des Patienten. Die deutsche Ärzteschaft hat Wilhelm Doerr für diese Haltung und für dieses Engagement 1985 mit der *Paracelsus-Medaille* geehrt.

III

Wenn man versucht, die wissenschaftlichen Arbeitsgebiete von Wilhelm Doerr thematisch und chronologisch zu ordnen, kann man, ohne vollständig sein zu wollen, die folgenden Themenkomplexe [12] gegeneinander abgrenzen:

1. Die *angeborenen Herzfehler*. Durch die Klärung komplizierter Entwicklungsvorgänge des embryonalen Herzens versuchte Doerr die sinnverwirrende Fülle der krankhaft gestörten Organentwicklung zu ordnen. Ausgangspunkt war seine Inaugural-Dissertation, durch die er sehr früh zu seinem eigentlichen Lebensthema gekommen ist.
2. Die intensive Beschäftigung mit dem *Reizleitungssystem*, wobei Störanfälligkeiten für bestimmte Schädigungsmuster aufgrund der Besonderheiten der jeweiligen Vaskularisation herausgearbeitet wurden.
3. Die ebenso intensive Beschäftigung mit Problemen der *stoffwechselbedingten Myokardschäden*, der *Myokardosen*, etwa im Zusammenhang mit der Hämochromatose, der Hypothyreose oder der Hypokaliämie.
4. Schließlich die *Myokarditiden* mit der Herausarbeitung einer unterschiedlichen histotopographischen Manifestation, abhängig von der jeweiligen Ätiologie.

5. Die kardiopathologischen Themen mußten zwangsläufig
auch zu den Problembereichen der *Arteriosklerose* füh-
ren. Hier wären zu nennen: Die Abgrenzung sog. arte-
riosklerotischer Gangarten, topische Besonderheiten also, und die Perfusionstheorie der Arteriosklerose. Wenn
ich die diesbezüglichen Publikationen richtig deute,
dann hat sich Wilhelm Doerr immer gegen eine mono-
kausale Interpretation der Arteriosklerose ausgespro-
chen, und ich denke, er hat sich mit dieser Sichtweise
gegen die Strömungen der Zeit durchgesetzt, monokau-
sal diesen oder jenen Faktor ganz und dominierend,
gleichsam apodiktisch, in den Vordergrund zu stellen.

6. Während des 2. Weltkrieges mußte sich Wilhelm Doerr
in Rußland mit *akuten Glysantin-Vergiftungen* deut-
scher Soldaten aus zunächst diagnostischen Gründen
beschäftigten. Glysantin ist ein Äthylenglykol und wurde als Frostschutzmittel eingesetzt, aber auch in Erman-
gelung besserer Alkoholsorten getrunken. Deshalb die
akuten Glysantin-Vergiftungen mit schweren und z. T.
nekrotisierenden Organveränderungen. Nach dem Krie-
ge fand Doerr vergleichbare Organschäden bei Patienten, die eine längerfristige Salbenbehandlung erfahren
hatten. In den Nachkriegssalben waren als Salbengrund-
lage verschiedene Glykole eingearbeitet. Diese klinisch-
pathologischen Beobachtungen und nachfolgende tier-
experimentelle Untersuchungen führten schließlich zur
Entdeckung der *diabetogenen Wirkung von Glyoxal*. Damit hatte Wilhelm Doerr für sich ein neues Forschungs-
objekt, das Pankreas, entdeckt, das er in der Folgezeit
nicht mehr verlassen sollte.

Mit der Darstellung der sog. „Blut-Speichel-Schranke"
und der damit verbundenen Fermententgleisung und

Autodigestion, hat Wilhelm Doerr wesentliche Beiträge zur Pathogenese der akuten und chronischen Pankreatitis geliefert.

7. In späteren Jahren beschäftigte sich Wilhelm Doerr mehr und mehr mit *anthropologischen Problemen* in der Medizin. Ausgangspunkt war die „Neue Anthropologie" [13] und die darin eingebundene „Anthropologie des Krankhaften". Es geht um folgende Themen: um human-spezifische Krankheiten, um Alterung aus phylogenetischer Notwendigkeit, um die Heterochronie als Ursache bestimmter Organdispositionen, es geht um den Homologiebegriff und um Gestalten im Sinne strukturell-funktioneller Einheiten als Merkmalsträger komplexer Ereignisse. *Es geht um die thematische Ordnung lebender Strukturen*, letztlich also um zwei heuristische Prinzipien: um das Verhältnis von Materie und Form und um das Wesen der natürlichen Ordnung.

Wilhelm Doerr macht deutlich, wie Volker Becker [14] in einem Nachruf schrieb, *„daß die Pathologie Wesentliches zum Menschenverständnis schlechthin beizutragen hätte"*.

IV

Wie jede exakte Wissenschaft, so ist auch die Morphologie und damit eben auch die Pathologie, eine erklärende Wissenschaft, die auf eigene Weise versucht, das Bleibende im Wechsel der Erscheinungen zu erfassen. Insofern fragt sie nach dem Sinn der Form. In dieser thematischen Konzeption finden wir die vielleicht tiefsten Gedanken im wissenschaftlichen Werk von Wilhelm Doerr, die er uns als Vermächtnis hinterlassen hat, für die wir dankbar

50

sein müssen, die uns in einer zunehmend abstrakter werdenden Welt der morphologisch begründeten Wissenschaft aber auch Verpflichtung sind oder doch sein sollten, weiter nach dem Sinn organismischer Formgestaltungen, nach der thematischen Ordnung lebender Strukturen zu fragen.

ANMERKUNGEN UND LITERATURHINWEISE

1. Antrittsrede von Wilhelm Doerr vor der Heidelberger Akademie der Wissenschaften. Jahrbuch der Heidelberger Akademie der Wissenschaften 1966/1967
2. Braus H (1921) Lehrbuch der Anatomie. Julius Springer, Berlin
3. Goethe JW (1817) Zur Morphologie. In: Goethes Werke. Hamburger Ausgabe (1966), Bd XIII: Naturwissenschaftliche Schriften, S 53 ff, 124 ff. Christian Wegner, Hamburg
4. Altmann H-W (1990) Die Pathologie an der Schwelle des neuen Jahrhunderts. Würzburger medizinhistorische Mitteilungen 8: 351–368
5. Schminke A (*19. 09. 1877, †26. 08. 1953). Direktor des Pathologischen Instituts der Universität Heidelberg von 1928–1949
6. Doerr W (1938) Zwei weitere Fälle von Herzmißbildungen. Ein Beitrag zu Spitzers phylogenetischer Theorie. 1. Transposition der Aorta mit Pulmonalstenose. 2. Transposition der großen Arterien mit Ausbildung eines scheinbaren dritten Ventrikels. Virchows Arch Pathol Anat 301: 668–685
   Inaugural-Dissertation
7. Spitzer A, Pathologe am Institut von Julius Tandler in Wien, hatte seit 1919 über „Ursachen und Mechanismen der Zweiteilung des Wirbeltierherzens" gearbeitet. Dabei war Spitzer bemüht, bestimmte Ereignisabläufe (z. B. „Torsion" des arteriellen und „Gegentorsion" des venösen Herzendes) aus der Phylogenese verständlich zu machen. Die in ihrem gedanklichen Ansatz sicher bestrickende und außerordentlich stimulierende Idee Spitzers ist vor allem in folgenden Publikationen niedergelegt:
   Über die Ursachen und Mechanismen der Zweiteilung des Wirbeltierherzens. Wilhelm Roux' Arch Entw Mechan Org 45: 686 (1919)
   Über den Bauplan des normalen und mißgebildeten Herzens. Versuch einer phylogenetischen Theorie. Virchows Arch Pathol Anat 243: 81 (1923)

Über Dextroversio, Transposition und Inversion des Herzens und die gegenseitige Larvierung der beiden letzteren Anomalien. Nebst Bemerkungen über das Wesen des Situs inversus. Virchows Arch Pathol Anat 271: 226 (1929)
Der Generationswechsel der Vertebraten und seine phylogenetische Bedeutung. Ergeb Anat Entwickl-Gesch 30: 1 (1933)

8. Doerr W (1943) Über Mißbildungen des menschlichen Herzens mit besonderer Berücksichtigung von Bulbus und Truncus (Truncus arteriosus comm. persistens, Transpositionen und Stenosen.) Virchows Arch Pathol Anat 310: 304–368
Habilitationsschrift

9. In der kleinen Monographie *Was ist theoretische Pathologie* von Wilhelm Doerr und Heinrich Schipperges, als Veröffentlichung aus der Forschungsstelle für Theoretische Pathologie der Heidelberger Akademie der Wissenschaften 1979 im Springer-Verlag erschienen, schreibt Doerr: „Nach Hermann Braus ... ist Morphologie historische Ereignislehre, nach Dietrich Starck ... Formenkunde der Organismen."
Diese in der Theoretischen Pathologie Doerrs wichtigen Gedanken und Ideen sind ganz offensichtlich wesentlich durch Chr. von Ehrenfels inspiriert worden.
Ehrenfels Chr von (1890) Über Gestaltqualitäten. Vjschr wissenschaftl Philosophie 14: 249

10. Ebenso bedeutsam wie die Arbeiten von Chr. von Ehrenfels dürften auch diejenigen von L. von Bertalanffy zur *Theoretischen Biologie* für die Doerrsche Konzeption einer Theoretischen Pathologie gewesen sein. In diesem Zusammenhang seien vor allem die folgenden Publikationen von L. von Bertalanffy zitiert:
Kritische Theorie der Formbildung. Abhandlungen zur theoretischen Biologie Heft 27. Borntraeger, Berlin, 1928
Das Gefüge des Lebens. B.G. Teubner, Leipzig & Berlin, 1937

11. Wilhelm Doerr (nicht publiziert) Stichwortartige Aufzeichnungen für den Herrn Prorektor der Universität Basel betreffend die wissenschaftlichen Bemühungen des Professor W. Doerr (Heidelberg). Archiv des Pathologischen Instituts der Universität Heidelberg

12. Das vollständige Publikationsverzeichnis von Wilhelm Doerr befindet sich im Archiv des Pathologischen Instituts der Universität Heidelberg

13. Gadamer H-G, Vogler D (Hrsg) (1972–1975) Neue Anthropologie, Bd 1–7. Thieme, Stuttgart
Der Beitrag von Wilhelm Doerr „Anthropologie des Krankhaften aus der Sicht des Pathologen" befindet sich in Bd 2, S 387–427

14. Becker V (1996) Wilhelm Doerr (25. 8. 1914 bis 21. 5. 1996). Verh Dtsch Ges Pathol 80: 701–709

52